PSICOPATAS

COLEÇÃO TRANSTORNOS DA MENTE

PSICOPATAS

astral
cultural

Copyright © 2025 Astral Cultural
Todos os direitos reservados à Astral Cultural e protegidos
pela Lei 9.610, de 19.2.1998. É proibida a reprodução total ou
parcial sem a expressa anuência da editora.

Editora Natália Ortega
Editora de arte Tâmizi Ribeiro
Coordenação Editorial Brendha Rodrigues
Produção editorial Gabriella Alcântara, Manu Lima e Thais Taldivo
Revisão Esther Ferreira e Mariana C. Dias

Dados Internacionais de Catalogação na Publicação (CIP)
Angélica Ilacqua CRB-8/7057

P969	Psicopatas / Astral Cultural. — São Paulo, SP : Astral Cultural, 2025. 128 p. (Coleção Transtornos da Mente)
	Bibliografia ISBN 978-65-5566-627-4
	1. Psicologia 2. Psicopatas I. Coleção

25-1206   CDD 150

Índices para catálogo sistemáticos:
1. Psicologia

BAURU
Rua Joaquim Anacleto
Bueno 1-42
Jardim Contorno
CEP: 17047-281
Telefone: (14) 3879-3877

SÃO PAULO
Rua Augusta, 101
Sala 1812, 18º andar
Consolação
CEP: 01305-000
Telefone: (11) 3048-2900

E-mail: contato@astralcultural.com.br

SUMÁRIO

Apresentação	7
1. Psicopatia: do mito à ciência	15
2. O ambiente molda o indivíduo	49
3. Derrubando mitos	75
4. O abismo entre a razão e a emoção	93
5. Aprender a sentir	105

APRESENTAÇÃO

Será que todas as pessoas pensam e sentem da mesma maneira? O que significa ser normal — ou não — e quem define esse parâmetro? Essas perguntas sempre intrigaram a humanidade, especialmente em momentos de angústia ou inspiração.

O comportamento humano e a mente sempre foram objetos de fascínio, com uma busca constante para entender o que leva alguém a ações que parecem inalcançáveis — desde atos heroicos, como dedicar uma vida a causas científicas ou esportivas, até escolhas que desafiam valores éticos, como cometer um golpe milionário.

Hoje, em um mundo globalizado, estamos expostos a uma vasta gama de comportamentos, decisões e formas de pensar. As diferenças e semelhanças entre as pessoas têm se tornado cada vez mais evidentes e, ao mesmo tempo, isso nos ajuda a refletir sobre nossa maneira de ser e de agir.

Na era digital, essas reflexões se intensificam ainda mais. Vivemos em um mundo inundado de informações, em que as redes sociais como Instagram e TikTok nos expõem a feitos, escolhas e comportamentos de milhões de pessoas. Seja acompanhando o cotidiano de um artista, a determinação de um atleta olímpico ou as atitudes de figuras públicas controversas, estamos sempre tentando desvendar os porquês das ações humanas.

Além disso, diversas produções audiovisuais da atualidade, como filmes, séries e documentários populares, têm explorado cada vez mais questões relacionadas à mente e ao comportamento humano, por exemplo, ao destacar figuras psicologicamente complexas em histórias criminais ou, ainda, heróis e vilões.

Esses personagens, com ações extremas ou ainda enigmáticas, capturam a atenção, instigam a imaginação e levantam perguntas sobre a essência da moralidade. Por que algumas pessoas escolhem caminhos inspiradores, enquanto outras seguem por trilhas condenáveis?

Essas narrativas nos levam a refletir a respeito do que significa agir de forma ética ou moralmente aceitável. Estas são questões fundamentais que todos enfrentam: o que qualifica uma escolha como boa ou má? Até que ponto nossos valores são universais? E o que acontece quando alguém simplesmente não sente os impulsos que guiam suas escolhas?

A partir dessas reflexões, este livro tem como objetivo explorar a psicopatia, um tema que questiona as fronteiras da empatia e da moralidade no comportamento humano e nos confronta com questões de moralidade, convivência e com o impacto dos transtornos de personalidade na sociedade.

Serão exploradas as origens da psicopatia, assim como suas manifestações e consequências para aqueles que convivem direta ou indiretamente com quem tem esses traços. Mais do que responder a perguntas, o objetivo é instigar reflexões profundas sobre como entendemos — e lidamos — com as complexidades da mente humana.

Discutir temas como a psicopatia é essencial para conseguirmos ir além da curiosidade sobre personagens fictícios ou manchetes sensacionalistas. Em uma sociedade moldada pela rapidez das interações digitais, na qual julgamos, compartilhamos e opinamos instantaneamente a respeito de ações humanas — de gestos heroicos a atos moralmente condenáveis —, a compreensão do funcionamento da mente humana torna-se uma ferramenta poderosa para transformações pessoais e sociais.

Além disso, ter acesso a informações corretas é fundamental para evitar a propagação de mentiras e o reforço de preconceitos a respeito desses e outros transtornos.

Ao nos aprofundarmos em como a psicopatia é retratada e compreendida, podemos desmistificar conceitos errôneos que alimentam o estigma, como a ideia de que todos os psicopatas são assassinos ou violentos. Essa abordagem abre espaço para diálogos mais maduros e embasados, preparando-nos para lidar com questões éticas, sociais e políticas, seja reconhecendo comportamentos disfuncionais ou apoiando avanços nos campos da saúde mental e da justiça social.

A reflexão a respeito disso no contexto contemporâneo nos convida a olhar para dentro de nós, para os valores que compartilhamos enquanto sociedade e para o impacto das histórias que contamos uns aos outros.

Ao entendermos as mentes daqueles que nos intrigam, podemos descobrir um pouco mais sobre quem realmente somos. Talvez a grande lição desta obra seja que o psicopata não é apenas um personagem de uma série da Netflix nem alguém associado a crimes brutais. Ele pode estar ao seu lado, convivendo nos mesmos ambientes e, em alguns casos, pode até ser você.

A psicopatia desafia essa dicotomia de "certo" e "errado", "bem" e "mal", e nos lembra de que o comportamento humano é algo complexo, cheio de camadas, que está longe daquelas divisões simplistas que buscamos para conseguir compreendê-lo. E nós, como sociedade, o que podemos fazer a respeito disso?

PSICOPATAS • CAPÍTULO 1

PSICOPATIA:
DO MITO À CIÊNCIA

O conceito de psicopatia, como o entendemos hoje, é resultado de séculos de observação e tentativas de compreender o que leva certas pessoas a agirem de forma tão diferente daquilo que a sociedade considera normal ou aceitável. A linha do tempo do conceito de psicopatia não é apenas uma curiosidade acadêmica, mas um exercício essencial para compreender as definições e os debates atuais.

As visões de cada época, refletindo seus contextos culturais e científicos, moldaram as bases para o que sabemos sobre a psicopatia atualmente. Mais do que isso, elas nos fazem lembrar de que, no campo da ciência, não existem verdades absolutas, mas, sim, construções que evoluem e se transformam.

Afinal, quando falamos de uma pessoa psicopata, estamos lidando com um mal diabólico, um transtorno cognitivo, uma alteração genética, falta de consciência moral ou algo mais? Olhar para o passado nos permite questionar e ampliar as perspectivas do presente, mantendo os debates vivos e relevantes.

A saúde mental ao longo da história

A visão da sociedade a respeito da loucura ao longo dos séculos é uma história complexa e repleta de mistérios, preconceitos e avanços graduais. Em civilizações antigas, pessoas com comportamentos incomuns ou perturbadores eram temidas, evitadas e frequentemente ligadas ao sobrenatural.

A epilepsia, por exemplo, causava terror, e a origem do nome deixa isso bastante explícito: do grego *epi* (de cima) e *lepsis* (abater), sugerindo que quem sofria convulsões estava sendo atacado por um demônio, vindo de cima, que entrava em seu corpo.

Essa visão dominou, por mais de vinte séculos, o imaginário das sociedades com herança greco-romana e cristã ocidental, perpetuando-se pela Antiguidade e pela Idade Média, alimentando a marginalização de quem apresentava esses sintomas.

Termos como "endemoniados" (do Direito Romano) e "energúmenos" (do Direito Grego) surgiram para descrever pessoas com transtornos. Já naquela época, o médico Hipócrates (460-377 a.C.) desafiava a visão mística, sugerindo causas naturais, não demoníacas. Em 150 a.C., Asclepíades de Bitínia, outro médico grego, introduziu o conceito de alienação mental para descrever condições que afetavam a mente; ele trouxe uma perspectiva médica ao que era visto apenas de um ponto de vista místico. Apesar da relevância, essas ideias, que rejeitavam a causa demoníaca, levaram séculos para serem aceitas.

Durante a Idade Média, o medo e a religiosidade profunda reforçavam práticas brutais contra aqueles com possíveis disfunções neurológicas ou, ainda, psíquicas. Muitos eram expulsos de aldeias e embarcados nas infames "naus dos loucos" — barcos precários que, com frequência, faziam viagens que resultavam em morte por naufrágio ou abandono. Os poucos que sobreviviam a tais embarcações enfrentavam um destino de exclusão.

No período, práticas severas de punição física eram comuns, chegando, nos casos mais graves, à execução em fogueiras. Mesmo com o passar dos séculos, as crenças sobrenaturais a respeito da loucura humana continuaram a dominar a sociedade. Em 1486, o *Malleus maleficarum* (em português, Martelo das bruxas) foi publicado como um manual para inquisidores, instruindo a respeito de como identificar casos de possessão demoníaca, assim como descrevia métodos para "curar" ou punir os possuídos.

A sociedade, imersa nessas crenças, assumiu a responsabilidade de identificar, perseguir e eliminar os vistos como desvios da norma, reforçando um ciclo de intolerância e violência. Décadas mais tarde, em 1576, Jerônimo Mengui de Viadana publicou o *Compêndio da arte exorcista*, detalhando os "trabalhos demoníacos" na mente humana.

Esses textos, amplamente difundidos, reforçaram o medo coletivo e sustentaram a caça aos desviantes, alimentando um senso de dever moral que justificava os mais brutais dos atos.

Em *História da loucura*, Michel Foucault argumenta que essas práticas não eram apenas um reflexo da ignorância, mas uma forma de controle social que reforçava os limites entre o aceitável e o inaceitável, o normal e o anormal. Tal "limpeza moral" consolidou-se como um mecanismo poderoso para excluir e silenciar quem não se encaixava nos padrões dominantes, perpetuando medo e opressão.

Na mesma época, surgiram especialistas desafiando esse modelo de conduta. Johann Weyer (1515-1588), médico holandês formado em Paris e que trabalhou para a nobreza, foi um dos primeiros a questionar a ideia de que as alterações de comportamento eram fruto de possessão demoníaca; um conceito, aliás, embasado em crenças religiosas.

Seus estudos também ajudaram a encerrar a caça às bruxas, já que defendia que pessoas acusadas de bruxaria eram, na verdade, vítimas de doenças mentais ou psicológicas.

Weyer também dizia que a doença mental não escolhia classe social e que deveria ser encarada e tratada como um fenômeno humano universal. Em 1563, publicou *De Praestigiis Daemonum et Incantionibus ac Verificiis* (Da ilusão do demônio, por encantamento ou bruxaria), argumentando que muitas condições atribuídas às forças sobrenaturais ou à feitiçaria tinham, na verdade, causas naturais.

Em outras palavras, os demônios não tinham interesse em classe social, atormentavam tanto quem carregava coroas quanto quem carregava sacos de trigo. A diferença? Os primeiros podiam pagar um médico; os segundos eram queimados na fogueira.

Paralelamente, uma mudança prática começou a ganhar forma na Espanha. Na cidade de

Valência, o frei Juan Gilabert Jofré, com o apoio do rei Martín de Aragão, o Humano, fundou o primeiro hospício, chamado *Hospitium*.

Inspirado pelo conceito de "hospitalidade", o local oferecia acolhimento a doentes mentais, contrapondo-se às práticas de marginalização e castigo. O modelo foi tão bem-sucedido que rapidamente se espalhou por outras cidades: Barcelona, Zaragoza, Sevilha e até na América Espanhola, com a fundação de um hospício na Cidade do México em 1567.

Esses espaços inauguraram um novo paradigma: pela primeira vez, pessoas com transtornos mentais foram vistas como indivíduos perturbados, não como possuídos ou malignos. Esses novos espaços simbolizaram uma tentativa primária de compreender a loucura de maneira um pouco mais humana, mas, ainda assim, enfrentaram grandes limitações. Doentes mais

Psicopatas

agitados, por exemplo, eram muitas vezes amarrados, acorrentados ou trancafiados, uma prática que persistiu até o século XVIII.

No século XVIII e início do XIX (e talvez até os dias de hoje), a loucura passou a despertar, além do medo, uma espécie de fascínio. Ela representava não apenas um desafio individual, mas um problema social que expunha a fragilidade das normas que sustentavam a ordem coletiva.

Os "loucos", então vistos como figuras nos limites da razão, eram frequentemente excluídos, reprimidos e tratados como aberrações, não por serem associados ao diabo, mas por ameaçarem a moralidade da época.

Nesse cenário, a psiquiatria começou, aos poucos, a se consolidar, movida por uma questão principal: o que torna a mente humana capaz de se afastar demasiadamente do que é considerado normal pela sociedade? Michel Foucault, em sua análise histórica, aponta que o tratamento da loucura refletia as preocupações de uma sociedade que precisava controlar e normatizar comportamentos desviantes.

No entanto, pioneiros como Philippe Pinel, conhecido como o "pai da psiquiatria moderna", começaram a olhar para esses indivíduos a partir de outra perspectiva, tentando entender se a loucura era uma falha da alma, uma doença da mente ou uma ruptura moral.

Um novo paradigma

Com o avanço do estudo da loucura e a consolidação da psiquiatria, um novo olhar emergiu, focando em nuances mais específicas do comportamento humano. A loucura, antes abordada como um conceito amplo que abarcava desde delírios até comportamentos impulsivos, começou a ser estudada em aspectos mais sutis no século

XIX, revelando padrões de frieza, manipulação e ausência de empatia, que não se encaixavam nas categorias tradicionais.

A partir daqui, destacam-se, nessa trajetória, as descobertas que pavimentaram o caminho para a identificação e a compreensão da psicopatia, um fenômeno que desafia as fronteiras entre o desvio moral e a ciência da mente, levantando questões fundamentais a respeito da natureza e do comportamento humanos.

No início do século XIX, durante o período do Iluminismo e da Revolução Francesa, Pinel desafiava o senso comum ao propor o conceito de *manie sans délire* (mania sem delírio). Observando pacientes em hospitais psiquiátricos, como o Bicêtre e a Salpêtrière, precursores no cuidado e estudo de doenças mentais em Paris, ele identificou que as pessoas podiam apresentar comportamentos impulsivos, agressivos ou, ainda, descontrolados sem apresentarem delírios ou alucinações.

Para Pinel, isso sugeria que nem toda loucura era fruto de uma mente desconectada da realidade. Ele enxergou raízes emocionais nos comportamentos, iniciando uma discussão a respeito de se aquelas pessoas eram loucas ou "más". O conceito da mania sem delírio ampliou a compreensão sobre os transtornos mentais e abriu caminho para estudos mais sofisticados sobre a mente humana e a moralidade.

Além disso, Pinel transformou o tratamento dos pacientes. Ele retirou as correntes, instituiu o diálogo como ferramenta terapêutica e buscou reintegrar essas pessoas à sociedade. Em uma época em que doenças mentais eram vistas como desvio execrável, sua abordagem foi revolucionária, mostrando que compreender e acolher era muito mais eficaz do que punir.

No mesmo período, nos Estados Unidos, Benjamin Rush, conhecido como o "pai da psiquiatria americana", introduziu o conceito de *moral derangement* (desarranjo moral). Ele concluiu que comportamentos como impulsividade extrema, agressividade desproporcional, manipulação emocional e total desprezo pelas normas sociais ou pela empatia não surgiam de delírios, mas de uma desconexão entre emoções e princípios morais.

Era como se algo desajustasse a bússola interna dessas pessoas, levando-as a agir de maneira imprevisível e contraditória, como um marinheiro perdido em mar aberto.

Pinel e Rush alinharam-se teoricamente ao levantar a ideia de que a saúde mental não se tratava apenas de razão, mas de equilíbrio emocional, conectando a moralidade ao campo da psiquiatria. Embora rudimentar, essa visão foi essencial para iniciar os debates científicos subsequentes. Pouco tempo depois, na Inglaterra, James Cowles Prichard refinou essa ideia ao cunhar o termo *moral insanity* (insanidade moral), em 1835. Para ele, existia um transtorno específico que comprometia a capacidade do indivíduo de agir de forma ética e socialmente aceitável. Quando a inteligência ou a percepção da realidade não estavam afetadas, o transtorno estaria, portanto, ligado ao caráter.

Prichard sugeriu ainda que a insanidade moral não seria um problema de lógica, mas de personalidade. Ele destacou que as pessoas entendiam as consequências de seus atos, como propuseram Pinel e Rush, mas, ainda assim, conscientes, eram incapazes de controlar os impulsos ou agir de forma empática.

Foi no final do século XIX que o psiquiatra alemão Julius Ludwig August Koch introduziu o termo "psicopatia" na psiquiatria, criando um divisor de águas na compreensão dos desvios de comportamento humano. Koch utilizou o conceito de "inferioridade psicopática" para descrever indivíduos que, apesar de não apresentarem delírios ou alucinações, exibiam comportamentos perturbadores.

Ele identificou características como impulsividade desenfreada, ausência de empatia, incapacidade de formar laços afetivos genuínos e ações moralmente transgressoras, desafiando as expectativas sociais e as definições psiquiátricas da época.

Esses comportamentos, que incluíam mentiras patológicas, manipulação calculada e explosões de violência inexplicáveis, intrigavam e preocupavam os médicos e a sociedade. Para Koch, o elemento central dessas manifestações era a frieza emocional combinada com a ausência de remorso, indicando uma ruptura fundamental na capacidade de experimentar culpa ou responsabilidade moral. Ao propor o termo "psicopatia" — derivado dos termos gregos *psyché* (mente) e *pathos* ("sofrimento" ou "doença") —, Koch buscava conceituar esses traços como parte de um quadro psiquiátrico distinto, ampliando a compreensão das complexidades do comportamento humano.

Essa definição abriu caminho para um debate que acabou ultrapassando as barreiras médicas ao envolver questões éticas e sociais: seriam esses desvios fruto de uma patologia inata ou reflexo das condições sociais e culturais de uma época? Ao enquadrar, pela primeira vez, traços como manipulação, agressividade e falta de empatia em um arcabouço psiquiátrico, Koch lançou as bases para a investigação sistemática da psicopatia, permitindo uma análise mais profunda e estruturada desse fenômeno que ainda desafia a ciência e a moralidade.

Na contramão das ideias desses teóricos, que se concentravam em aspectos emocionais, morais e psicológicos, o criminologista italiano Cesare Lombroso, atuando no final do século XIX e início do século XX, propôs uma abordagem radicalmente biológica ao debate, rompendo com as teorias emocionais e psicológicas de Pinel, Prichard e Koch. Ele argumentava que atos violentos ou criminosos tinham raízes físicas e genéticas; acreditava que traços anatômicos, como o formato do crânio ou características faciais peculiares, eram sinais visíveis de uma predisposição biológica ao crime — uma ideia que contrastava diretamente com a visão mais subjetiva e humanista dos outros. Ele propôs, ainda, que algumas pessoas eram "criminosas natas", ou seja, estavam predispostas geneticamente ao crime, indo em direção oposta das explicações mais subjetivas e comportamentais.

Sua visão implicava que o desvio de conduta era, em muitos casos, inevitável, pois seria determinado pela biologia. Embora suas teorias sejam amplamente desacreditadas pela ciência moderna, geraram discussões importantes e polêmicas sobre o papel da genética, apontando para a possibilidade de que alguns comportamentos desviantes poderiam ter raízes biológicas inatas.

Lombroso foi um dos primeiros a sugerir que o crime e a "psicopatia" (ainda sem esse nome) poderiam ser resultado de características herdadas, desafiando a visão predominante de que fatores emocionais ou sociais eram os principais determinantes do comportamento humano. Essa ideia antecipou os estudos modernos — sobre genética comportamental e neurociência — que exploram até que ponto nossa biologia molda nossas ações.

Em suma, funcionou como contraponto provocativo às ideias humanistas em ascensão.

A abordagem biopsicossocial

Hoje, as ciências comportamentais adotam uma visão integrada, o modelo biopsicossocial, que considera a interação entre fatores biológicos, psicológicos e sociais na formação do comportamento.

Em 1993, o cientista neerlandês Hen Brunner e seus colaboradores publicaram um estudo em que demonstravam uma mutação rara no gene MAOA (Monoamina oxidase A), assim como observaram comportamentos agressivos entre membros de uma mesma família, que apresentavam esse traço de agressividade passado de geração para geração. Tal mutação do gene causa a degradação de neurotransmissores como a serotonina (hormônio responsável pela regulação do humor), a dopamina (hormônio ligado a sensação de prazer) e a norepinefrina (um neurotransmissor que desempenha um importante papel para a regulação de diversas funções no organismo). As pessoas observadas nesse estudo tinham menor capacidade de regular as emoções, o que aumentava sua propensão a comportamentos violentos. Essa condição foi batizada de Síndrome de Brunner.

Devido a descoberta do impacto de variantes genéticas associadas à agressividade e à influência do ambiente na expressão desses genes, Lombroso estava certo em explorar a biologia, mas errado ao ignorar as complexas interações que moldam o comportamento humano.

O grande marco na sistematização do conceito de psicopatia veio em 1941, com o trabalho do psiquiatra americano Hervey M. Cleckley. Em seu livro *The mask of sanity* (A máscara da sanidade, em tradução livre), Cleckley redefiniu a forma como a ciência percebia a psicopatia. Ele propôs que, ao contrário do estereótipo de assassinos violentos, psicopatas podiam parecer perfeitamente normais — até encantadores — enquanto escondiam uma completa ausência de empatia, remorso e conexão emocional genuínos.

Cleckley descreveu o psicopata como alguém com um charme quase irresistível, capaz de dominar uma sala com um sorriso ou uma conversa. Mas, sob essa fachada de simpatia, esconderia uma desconexão emocional assustadora: podia fingir interesse e compaixão, mas não sentia nada.

A importância das descobertas de Cleckley foi além da caracterização de traços psicopáticos. Ele introduziu a ideia de que a psicopatia não era uma anomalia isolada, mas um espectro de comportamentos presentes em qualquer camada social ou ambiente, o que abriu portas para estudos mais amplos em áreas como a psicologia forense, a psiquiatria e a criminologia.

Seus estudos de caso moldaram o diagnóstico e o entendimento clínico da psicopatia por décadas. *The mask of sanity* também foi pioneiro ao sugerir que a psicopatia exigia uma abordagem terapêutica e científica única, já que os psicopatas, muitas vezes, não reconhecem em si mesmos qualquer problema ou sofrimento, tornando o tratamento convencional praticamente ineficaz.

Um de seus pacientes era descrito como encantador e educado, mas incapaz de manter qualquer compromisso ético ou emocional — roubava de amigos próximos, mentia sem hesitar e se envolvia em atividades destrutivas sem demonstrar culpa ou arrependimento.

Outro caso envolvia um homem que fingia vigorosamente seus atos altruístas, apenas para manipular as pessoas ao seu redor e garantir benefícios para si. Cleckley também relatou o exemplo de uma mulher que vivia de mentira em mentira, prometendo lealdade enquanto traía a confiança de todos ao redor, sempre com um sorriso e uma justificativa pronta.

Esses exemplos não tratam de pessoas que estavam matando ou então cometendo crimes brutais, como os psicopatas das manchetes ou filmes. Ainda assim, seus comportamentos chamavam atenção pela divergência. Por que agiam assim? Por que não consideravam os sentimentos dos outros, nem mesmo os de pessoas próximas a eles?

Posteriormente, o psicólogo canadense Robert Hare, na década de 1980, transformou as descrições de Cleckley em uma ferramenta prática: a *Psychopathy Checklist-Revised* (PCL-R), com uma revisão publicada em 1991.

Para que serve a PCL-R?

A PCL-R é uma avaliação desenvolvida para identificar traços psicopáticos em indivíduos, composta por vinte itens que analisam características como manipulação, ausência de empatia ou remorso, impulsividade e comportamento antissocial. A pontuação obtida permite classificar o nível de psicopatia e prever riscos de reincidência criminal ou comportamentos destrutivos.

Com a criação dessa ferramenta, Robert Hare transformou os estudos da psicopatia em uma aplicação prática, gerando impactos diretos na sociedade, especialmente no contexto forense. Ao quantificar os traços psicopáticos e avaliar o risco de reincidência criminal, a escala passou a fornecer aos sistemas de justiça e saúde mental um instrumento objetivo para a identificação de indivíduos cujo comportamento representava um perigo à segurança pública, permitindo que decisões cruciais, como concessão de liberdade condicional, o planejamento de tratamento ou a formulação de políticas penais, fossem tomadas com maior precisão e embasamento científico.

No campo forense, entender a psicopatia ajuda a sociedade a prevenir crimes. Indivíduos com altos índices na escala de Hare, por exemplo, têm maior probabilidade de reincidência e de incorrência em atos de manipulação ou exploração. Reconhecer esses padrões permite que instituições penais e clínicas adaptem intervenções específicas, como medidas mais rigorosas de vigilância ou programas de reabilitação direcionados — ainda que a obtenção de resultados para psicopatas seja notoriamente desafiadora.

Além disso, o uso da PCL-R fortalece a capacidade de identificar comportamentos psicopáticos em contextos não violentos, como em fraudes financeiras e exploração social, ampliando o reconhecimento de perigo para além de crimes físicos. Essa abordagem ajuda a sociedade a compreender que o impacto de indivíduos com traços psicopáticos não se limita ao ambiente criminal, mas se estende a relações interpessoais, ambientes corporativos e estruturas políticas, onde a manipulação e a ausência de empatia podem causar danos profundos.

A ferramenta também impacta a conscientização pública e a formação de profissionais. Policiais, advogados, juízes e terapeutas passaram a contar com um modelo mais claro para identificar padrões de comportamento que poderiam passar despercebidos, mas que, ao serem reconhecidos, possibilitam intervenções mais eficazes.

O trabalho de Hare permitiu que a psicopatia fosse encarada não apenas como um enigma clínico, mas uma questão social relevante, sendo essencial para a promoção de segurança e bem-estar coletivo.

Esse avanço representou um ponto de virada: ao trazer clareza e praticidade ao estudo dos traços psicopáticos, Hare aproximou a ciência da realidade cotidiana, demonstrando como uma compreensão melhor da mente humana pode salvar vidas e mitigar danos à sociedade.

Apresentar essa linha do tempo permite compreender de quais maneiras a loucura e o conceito de psicopatia foram moldados ao passar dos séculos, refletindo o pensamento de cada época e suas preocupações científicas, sociais e culturais. Ao observar a loucura, os primeiros psiquiatras buscaram entender a própria natureza humana, uma investigação que ainda ecoa nos estudos atuais.

Esses marcos históricos não apenas contextualizam o debate atual, mas ajudam a entender como diferentes visões, desde questões morais até abordagens biológicas, expandem o entendimento sobre comportamentos que desafiam as normas sociais.

A epigenética, por exemplo, revela como vivências podem moldar a expressão dos genes; avanços em neurociência destacam o papel da amígdala e do córtex pré-frontal na regulação da empatia e do controle emocional.

Essa visão integrada permite compreender a psicopatia como um fenômeno multifacetado, que transcende explicações simplistas e abre portas para novos estudos e intervenções. Mais do que determinar culpados ou vítimas, a ciência busca entender como as peças biológicas, psicológicas e sociais se encaixam para formar um perfil complexo e fascinante.

Afinal, psicopatia é doença ou transtorno?

Os principais manuais de saúde mental, como o *Manual diagnóstico e estatístico de transtornos mentais* (DSM-5-TR, na sigla inglesa) ou a *Classificação internacional de doenças* (CID), não classificam a psicopatia como um diagnóstico específico. Ela não é considerada uma doença, mas um conjunto de traços comportamentais presentes em condições como o transtorno de personalidade antissocial ou dissocial (TPAS).

Esses traços incluem a falta de empatia, uma manipulação habilidosa, um charme superficial e a ausência perturbadora de remorso. A psicopatia não é um rótulo clínico com um código próprio, mas uma soma de características que desafiam nossa compreensão da moralidade e da conexão humana.

Dentro do espectro de diagnóstico de psicopatia, existem graus, e o TPAS aparece como uma característica de psicopatas. Em linhas gerais, existe uma sobreposição entre os diagnósticos, ou seja: nem toda pessoa antissocial é psicopata, mas a maioria dos psicopatas terá traço de personalidade antissocial.

Imagine alguém que sabe exatamente o que dizer para conquistar sua confiança, mas que é incapaz de sentir qualquer compaixão genuína. Essa é a essência da psicopatia: uma desconexão emocional que transforma o relacionamento humano em um jogo estratégico. Essa complexidade a torna intrigante — e perigosa. No campo médico, os traços são analisados clinicamente, mas, no imaginário popular, o termo "psicopata" ganhou vida própria.

Hoje, entender a psicopatia exige olhar além dos estereótipos e reconhecer a interação entre fatores biológicos, psicológicos e sociais. Não se trata apenas de identificar quem apresenta esses traços, mas de compreender como surgem, manifestam-se e impactam as pessoas ao redor. Essa teia de influências torna a psicopatia um tema vasto e fascinante, mantendo os debates vivos nos consultórios, tribunais e conversas do dia a dia. Apesar dos avanços científicos, a origem desse fenômeno ainda intriga, e o desafio do tratamento persiste.

PSICOPATAS • CAPÍTULO 2

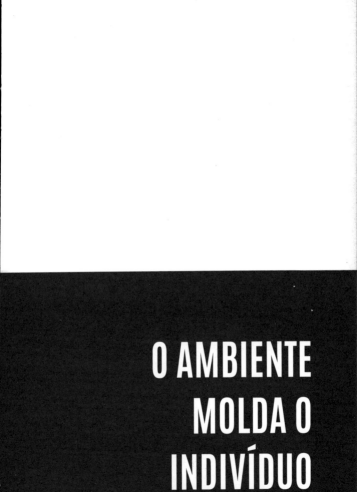

O AMBIENTE MOLDA O INDIVÍDUO

O que impede alguém com padrões cerebrais semelhantes ao de um psicopata violento de se tornar um criminoso? James Fallon, um neurocientista americano renomado da Universidade da Califórnia, Irvine, e especialista em mapeamento cerebral fez uma descoberta surpreendente sobre o tema por volta de 2005.

Por décadas, Fallon mergulhou nos mistérios do comportamento humano, liderando pesquisas a respeito da psicopatia, da violência e do comportamento desviante. Com o objetivo de tentar compreender os fatores que faziam alguém ultrapassar os limites éticos determinados socialmente ou os motivos para que essas pessoas agissem somente em benefício próprio, o pesquisador almejava encontrar no cérebro algo que explicasse esses comportamentos.

Fallon estava familiarizado com os traços que definem um psicopata. Em seus estudos, analisava tomografias cerebrais de assassinos condenados e outras pessoas com históricos de comportamentos violentos, então, cruzava esses dados com genética e histórico familiares. Seu objetivo era construir um retrato neural da psicopatia, identificando padrões que conectassem a anatomia cerebral à ausência de empatia e ao comportamento antissocial.

Para ele, era fascinante perceber como regiões específicas, como a amígdala e o córtex pré-frontal, pareciam "desligadas" em cérebros psicopáticos, afetando a regulação emocional e a tomada de decisões éticas.

Psicopatas

Mas foi em uma dessas investigações que a ciência e a vida de Fallon se entrelaçaram de maneira inesperada. Enquanto liderava um estudo que incluía tomografias de psicopatas violentos e de indivíduos considerados "normais", ele adicionou à pesquisa imagens do seu cérebro e o de sua família como grupo de controle. Tratava-se apenas de uma decisão casual, mas o resultado abalou suas certezas. Ao analisar as imagens, o especialista percebeu algo desconcertante: o próprio cérebro apresentava os mesmos padrões associados à psicopatia. Dessa forma, Fallon, o cientista que investigava a frieza emocional e o distanciamento ético, descobriu que ele mesmo tinha um cérebro que poderia se encaixar naquele perfil.

As imagens obtidas em exames mostravam baixa atividade cerebral em áreas cruciais: a amígdala, responsável por processar emoções como medo e empatia; e o córtex pré-frontal ventromedial, que regula a moralidade e o controle dos impulsos.

A descoberta o levou a uma reflexão profunda. Ele reconheceu traços em si que, há muito, ignorava ou mesmo considerava meramente como parte de sua personalidade, como: inclinação para o egocentrismo, dificuldade em criar vínculos emocionais profundos e fascínio por riscos. Ainda assim, Fallon levava uma vida funcional e produtiva, nunca tendo cometido crimes ou atos violentos.

Então, o que diferencia um cientista brilhante de uma pessoa que cruza os limites da ética e da legalidade? Ao investigar a própria história, Fallon encontrou respostas no ambiente onde cresceu. Em suas memórias, destacou o papel dos pais em seu lar repleto de afeto, estabilidade e valores éticos. Descreveu momentos simples, mas significativos: conversas à mesa de jantar, incentivo ao aprendizado e segurança emocional, mesmo em momentos de adversidade.

Para Fallon, os laços sólidos o ensinaram a enxergar os outros como seres igualmente complexos, neutralizando suas tendências naturais ao egocentrismo.

Contudo, não é apenas o ambiente familiar que molda o indivíduo. A sociedade, com suas estruturas de apoio ou de negligência, desempenha um papel igualmente crucial. Políticas públicas voltadas para educação, saúde mental e inclusão social criam o cenário no qual os indivíduos podem florescer ou falhar.

Imagine um ambiente onde o acolhimento é escasso, as oportunidades são limitadas e os sistemas de apoio praticamente inexistem — será que predisposições genéticas mais brandas poderiam ser exacerbadas nesse contexto?

O caso do ônibus 174

O caso que inspirou o documentário brasileiro *Ônibus 174*, lançado em 2002, retrata a trajetória de Sandro Barbosa do Nascimento, um jovem cuja vida foi marcada por traumas profundos e abandono. Após presenciar o brutal assassinato da mãe ainda na infância, Sandro cresceu nas ruas do Rio de Janeiro, sobrevivendo em um ambiente permeado por violência, exclusão e negligência do estado.

Em junho de 2000, essa trajetória de vida culminou no sequestro de um ônibus na Zona Sul da cidade. O evento, que acabou sendo transmitido ao vivo pela televisão, prendeu a atenção de todo o país. Durante horas, Sandro manteve os passageiros reféns, oscilando entre discursos violentos, momentos de completo desespero e interações que evidenciavam sua fragilidade emocional.

Psicopatas

O documentário explora os bastidores do episódio, revelando o trauma vivido por Sandro e as diversas falhas sistêmicas que acabaram por moldar a história dele. Sandro era produto de um ambiente no qual laços familiares foram rompidos, e no qual as instituições sociais, ao invés de oferecerem acolhimento, responderam exclusivamente com repressão.

Sandro havia passado por casas de detenção e sobrevivido à chacina da Candelária, um massacre em que policiais militares abriram fogo contra crianças e adolescentes em situação de rua. Essas vivências moldaram um comportamento que, à primeira vista, poderia ser confundido com traços psicopáticos — por exemplo, apresentando insensibilidade e desconexão emocional.

No entanto, ao analisar a história dele, percebe-se que Sandro não era desprovido de emoção ou empatia, mas, sim, alguém cujas reações foram profundamente influenciadas pelo abandono e violência sofridos.

Esse episódio destaca como contextos de extrema exclusão e precariedade podem moldar comportamentos desviantes, desafiando a visão de que essas características seriam exclusivamente intrínsecas ou, ainda, genéticas. O documentário nos lembra que ambientes extremos podem amplificar traços comportamentais, criando uma linha tênue entre o que chamamos de transtornos de personalidade e respostas desesperadas a condições desumanas.

Quando a criminologia entra em cena

Mais do que estudar o crime, a criminologia busca compreender padrões de comportamento desviantes ao identificar as causas, motivações e impactos de quem cruza as linhas da convivência social.

Psicopatas

No caso da psicopatia, o papel da criminologia é ainda mais importante, pois ajuda a decifrar o "como" e o "porquê" de traços individuais tão específicos resultarem em ações devastadoras — ou aparentemente inofensivas.

A prevalência da psicopatia na população mundial é de cerca de 1%, segundo a ferramenta já mencionada anteriormente, o *The Psychopathy Checklist-Revised* (PCL-R), criada por Robert Hare. Apesar de ser minoria, o impacto é desproporcional, especialmente em contextos criminais.

No Brasil, onde cerca de 20% da população carcerária apresenta características psicopáticas (conforme artigo do periódico *Avaliação psicológica*), entender esses indivíduos vai além de classificações frias. Trata-se, na verdade, de prevenir danos, proteger a sociedade e criar estratégias de manejo adequadas, seja no sistema prisional ou fora dele.

A criminologia enfrenta desafios, pois a maioria das pesquisas sobre psicopatia foca em populações carcerárias e crimes violentos, deixando de fora psicopatas funcionais, popularmente chamados "de colarinho branco", que operam em esferas corporativas e políticas. Eles não infringem a lei de forma explícita, mas manipulam, exploram e causam danos sistêmicos com a mesma frieza de um criminoso violento.

A psicopatia pode ser um fenômeno social?

Diagnosticar e categorizar psicopatas não é simples. Ferramentas como a PCL-R, de Robert Hare, são cruciais no contexto forense, mas sua aplicabilidade em empresas e instituições gera debates. É preciso ir além dos limites legais e enxergar a psicopatia como um fenômeno social complexo, que exige compreensão científica e estrutural.

E, aqui, surge a conexão inevitável com as desigualdades sociais: a criminologia expõe que o comportamento desviante não nasce no vácuo. Fatores como violência, abandono e pobreza criam ambientes propícios ao agravamento de transtornos comportamentais.

No Brasil, por exemplo, onde 68,2% da população carcerária é negra (segundo dado de 2023 obtido pela *Agência Brasil*), as marcas de um passado escravocrata, aliadas a políticas de reparação insuficientes, perpetuam ciclos de exclusão e criminalização. A seletividade penal reflete que a predisposição genética não define o desvio, mas as oportunidades (ou a falta delas) oferecidas ao longo da vida, sim.

Expressões como "bandido bom é bandido morto" carregam tal visão distorcida e simplista, ignorando as raízes sociais e estruturais do crime. No passado, pessoas que "desviavam da norma" eram desumanizadas e descartadas pela sociedade. Hoje, discursos como aquele repetem o mesmo erro: afastam qualquer possibilidade de compreensão e solução, alimentando estigmas que, na prática, só aumentam a violência.

Mas existe o outro lado dessa história. A criminologia, junto com avanços da ciência ligados a neurologia e psiquiatria, trouxe descobertas que mudaram paradigmas. Ela passou a permitir a categorização dos graus de psicopatia, diferenciando perfis graves dos considerados "leves" ou "moderados".

Mais recentemente, surgiram instituições dedicadas a lidar com estes casos: famílias de crianças com comportamentos antissociais; e adultos que buscam ferramentas para conviver melhor com os próprios limites.

No entanto, as descobertas não vieram acompanhadas de um entendimento claro por parte da

Psicopatas

sociedade. Ainda persiste uma visão limitada, que coloca o psicopata apenas no papel de assassino cruel ou vilão de cinema.

É verdade que, nos casos mais graves, a psicopatia pode, sim, estar associada a crimes brutais e serial killers que chocam o mundo, mas reduzir a condição a esses extremos ignora nuances e manifestações em diferentes graus, que podem ir desde pequenas manipulações cotidianas até comportamentos devastadores em contextos sociais e familiares.

A maior parte da literatura científica sobre psicopatia é técnica, abstrata e de difícil compreensão para quem não tem formação em ciências do comportamento. Isso gera fantasias e equívocos sobre o que ela é, de fato, e sobre como impacta a sociedade. No entanto, quando essas manifestações são observadas na prática cotidiana, os desdobramentos sociais das descobertas se tornam evidentes, deixando clara a importância de estudar a psicopatia de maneira séria e aprofundada.

Compreender a psicopatia hoje significa não apenas olhar para os manuais de saúde mental, mas reconhecer seu impacto em nossa convivência diária. É olhar para os primeiros passos dados pelos teóricos e perceber como os estudos se traduzem em situações práticas: de julgamentos em tribunais a dinâmicas de poder no trabalho, até no modo como identificamos e lidamos com esses traços em pessoas ao nosso redor. Refletir nos permite explorar casos emblemáticos que definem a psicopatia como um fenômeno fascinante e desafiador, cujos efeitos transcendem o tempo.

Um transtorno envolto em mitos

Um primeiro mito a se desfazer é o da confusão entre psicopatia e psicose, existente, talvez, devido à similaridade das palavras. Enquanto os psicopatas estão cientes de suas ações, os psicóticos, por definição, perderam contato com a realidade. Estes podem ter alucinações, delírios e pensamentos desconexos.

O austríaco Sigmund Freud, fundador da psicanálise, descrevia a psicose como uma ruptura com o princípio da realidade, uma espécie de defesa extrema do ego contra conflitos internos intoleráveis.

Já nos manuais modernos, como o DSM-5, a psicose é associada a transtornos como esquizofrenia, sendo caracterizada por delírios (crenças falsas e irracionais), alucinações auditivas ou visuais, falas e comportamentos desorganizados, além de sintomas negativos, como apatia e isolamento. No transtorno esquizoafetivo, os sintomas psicóticos coexistem com episódios significativos de humor, como depressão ou mania, criando uma alternância entre perda de contato com a realidade e distúrbios emocionais severos.

Diferentemente disso, os psicopatas entendem perfeitamente o impacto de suas ações, mas não se importam. Ao contrário dos esquizofrênicos, a razão se mantém intacta. Enxergam o mundo com total clareza, agem de forma consciente e calculada, e não apresentam rompimento com a realidade. Sua lógica é fria, funcional e desprovida de emoções como culpa ou empatia, em contraste com os psicóticos, cuja percepção distorcida os afasta do controle sobre as próprias ações.

A confusão entre psicose e psicopatia pode levar a diagnósticos imprecisos, resultando em tratamentos inadequados e decisões judiciais equivocadas. Por exemplo, considerar um psicopata como psicótico pode direcioná-lo a terapias e medicamentos ineficazes, já que a psicopatia não responde a esses tratamentos da mesma forma que a psicose. No sistema legal, a confusão pode influenciar julgamentos sobre a responsabilidade criminal, permitindo que indivíduos psicopatas evitem punições apropriadas sob a alegação de insanidade.

Outro mito persistente é o da ideia de que todos os psicopatas são assassinos ou mesmo violentos. A psicopatia, no entanto, é um transtorno de espectro, como o autismo, ou seja, seus traços variam em intensidade e manifestação. Nem todos os psicopatas apresentam comportamentos extremos; muitos exibem características como a manipulação, a falta de empatia e a busca por controle de maneiras mais sutis e socialmente aceitas.

Para entender isso melhor, pense em um líder carismático e controlado, que manipula pessoas ao redor com precisão, buscando apenas interesses próprios. Ele não precisa recorrer à violência

Coleção Transtornos da Mente

física, pois suas armas são o discurso persuasivo, a capacidade de enganar e a frieza emocional. O resultado, no entanto, é igualmente destrutivo, causando danos psicológicos, emocionais ou financeiros a outros.

Esse comportamento se encaixa em graus mais leves de psicopatia, e está relacionado a transtornos como o narcisismo patológico e o transtorno de personalidade antissocial, ambos associados ao egocentrismo extremo. A figura de Narciso, na mitologia grega, ilustra bem a dinâmica: alguém tão obcecado por si mesmo que ignora os outros, causando estragos sem precisar levantar uma arma. A psicopatia pode ser silenciosa, mas seus efeitos — pessoais ou sociais — são tão reais e prejudiciais quanto os da violência explícita.

O ambiente pode ser crucial na formação de um psicopata, ativando ou silenciando suas tendências. Por mais que traços genéticos possam predispor alguém, é o contexto de desenvolvimento que frequentemente determina a manifestação dessas características.

Como vimos no início do capítulo, com James Fallon, uma criação amorosa e estável pode neutralizar tendências naturalmente antissociais. Por outro lado, casos como o de Sandro Barbosa do Nascimento, marcados pelo abandono e pela violência institucional, revelam como ambientes hostis podem moldar comportamentos devastadores — frequentemente confundidos com traços intrínsecos.

Por fim, há a falsa crença de que psicopatas são facilmente identificáveis. Na realidade, são mestres em atuar. São carismáticos, encantadores e aparentam ser absolutamente "normais". A escritora Gillian Flynn, em *Garota exemplar*, capturou brilhantemente essa habilidade em sua personagem Amy Dunne: uma mulher que se passa por vítima enquanto manipula e destrói quem ousa cruzar seu caminho.

Psicopatas vivem camuflados no tecido social, explorando a confiança alheia e manipulando cenários a seu favor, criando uma aparência tão convincente que é quase impossível questioná-los. Essa capacidade de se misturar e de controlar as percepções ao redor os torna tão intrigantes quanto perigosos.

Esses mitos não apenas obscurecem a compreensão sobre a psicopatia, mas perpetuam estereótipos que desviam nossa atenção do que realmente importa: entender como esses traços se manifestam, seus impactos e como podemos lidar com eles. Afinal, psicopatas não são monstros fictícios; são pessoas reais, muitas vezes invisíveis, que desafiam nossas noções de moralidade, empatia e convivência.

Psicopatas

Está na hora de separar os fatos da ficção e encarar a psicopatia como um fenômeno complexo, merecedor de estudo sério e profundo.

Desmistificando a psicopatia

Desmistificar a psicopatia é essencial para combater preconceitos que prejudicam tanto indivíduos quanto a sociedade. O desconhecimento e as visões estereotipadas geram julgamentos simplistas e falas perigosas, como o diagnóstico de uma criança mais impulsiva ou um colega com dificuldades emocionais como "um psicopata em formação". Esse tipo de estigma, além de equivocado, pode impedir diagnósticos precisos e intervenções adequadas que poderiam vir a alterar o curso de uma vida inteira.

Classificações presentes em manuais como o DSM-5, que abordam comportamentos como a falta de empatia ou a impulsividade em crianças e adolescentes, muitas vezes, geram receio e rejeição social. Em vez de promover o acompanhamento necessário, o preconceito pode levar à exclusão e à negligência. Quando entendemos a psicopatia como um espectro, percebemos a importância de agir cedo, com educação e suporte, para evitar a intensificação ou a má interpretação de traços leves.

É fundamental lembrar que qualquer apontamento diagnóstico deve ser feito exclusivamente por profissionais qualificados, pois o tema exige cuidado e responsabilidade.

Considerando a sensibilidade e o interesse pelo assunto, especialmente no mundo digital, é essencial que a sociedade tenha clareza sobre isso. Entender a psicopatia por meio de informações precisas e desmistificadas evita interpretações equivocadas e abre caminho para diálogos informados, intervenções apropriadas e uma sociedade mais consciente e preparada.

Desmistificar não significa banalizar, mas compreender para agir melhor. Com esse olhar, podemos categorizar os psicopatas em leves, moderados e graves — distinção essencial para lidar com o tema de forma eficaz.

PSICOPATAS • CAPÍTULO 3

Antes de explorarmos as histórias e reflexões contidas neste livro, é importante começarmos com as definições técnicas. Os principais manuais de saúde mental, como o DSM-5 e a CID, utilizam palavras cuidadosamente escolhidas para descrever os traços de quem apresenta transtornos de personalidade antissocial, frequentemente associados à psicopatia.

Palavras como "irritabilidade", "desonestidade", "desprezo", "baixa tolerância à frustração", "agressividade", "irresponsabilidade", "impulsividade", "incapacidade de manter relacionamentos duradouros", "violência", "desrespeito pelas normas sociais" e "ausência de remorso" surgem repetidamente nas definições, carregando consigo um peso visceral.

Esses termos não traçam apenas um perfil clínico, mas evocam medo e repulsa no imaginário coletivo. No entanto, a psicopatia como um espectro apresenta graus variados que influenciam significativamente a manifestação desses traços. Desde indivíduos que passam despercebidos em suas manipulações diárias até os que deixam rastros de destruição em escala global. Entender esses graus nos ajuda a enxergar além dos estereótipos.

Os graus de psicopatia

Os graus de psicopatia são frequentemente abordados em estudos clínicos e na literatura psiquiátrica, incluindo nas obras da brasileira Ana Beatriz Barbosa Silva e do estadunidense Kent Kiehl, que categorizam esses indivíduos de acordo com a intensidade e o impacto de seus comportamentos. A questão da moralidade e da ética em diferentes contextos nos ajuda a compreender como o comportamento psicopático pode ser percebido de formas distintas em culturas e épocas. Émile Durkheim, sociólogo do final do século XIX e início do XX, foi um dos primeiros a destacar que o "desvio", muitas vezes, reflete as normas sociais de um grupo. O que uma sociedade define como aceitável ou condenável, no entanto, é profundamente influenciado pelo contexto em que se vive.

Por exemplo, em sociedades que enfrentam guerras civis ou regimes autoritários, comportamentos violentos ou frios podem ser normalizados como estratégias de sobrevivência. Da mesma forma, as culturas nas quais as mulheres ocupam posições extremamente submissas podem encarar o controle extremo como uma dinâmica de poder natural, não como algo abusivo ou desviante.

Essas variações mostram que o entendimento sobre os graus de psicopatia precisa levar em conta o contexto cultural e histórico, evitando julgamentos simplistas que ignoram as nuances sociais.

Ao descrever e definir os psicopatas dentro de um espectro, é importante reconhecer que o uso de certas palavras ou relatos de situações pode parecer estar carregado de julgamento. No entanto, essa é a natureza objetiva dos traços que caracterizam a condição psicopática. Trata-se de um transtorno de personalidade com manifestações específicas que precisam ser compreendidas em sua totalidade, sem simplificações ou estigmas.

O objetivo, aqui, não é dar um diagnóstico, mas fornecer clareza para que seja possível diferenciar comportamentos e níveis de gravidade, a fim de evitar preconceitos e interpretações equivocadas.

Psicopatas leves: as sombras discretas

Clinicamente, psicopatas leves exibem traços de narcisismo e falta de empatia, mas mantêm uma fachada de comportamentos socialmente aceitável. São mestres em projetar uma imagem de normalidade, frequentemente demonstrando serem encantadores e habilidosos em mascarar suas intenções.

Como apontado por Robert Hare (2012), esses indivíduos tendem a ser altamente funcionais em suas carreiras e relacionamentos superficiais. No entanto, deixam um rastro de desgaste emocional nas pessoas próximas, muitas vezes criando dinâmicas abusivas e tóxicas.

Um dos grandes desafios ao estudar psicopatas leves é o fato de que raramente buscam ajuda terapêutica. Isso acontece não porque são incapazes de reconhecer que suas ações causam sofrimento, mas porque esse reconhecimento não os incomoda.

Psicopatas leves têm consciência do impacto de suas atitudes e, muitas vezes, utilizam essa percepção para manipular e exercer controle. Para eles, o sofrimento alheio é um efeito colateral aceitável na busca por diversão, poder e status, como afirma Ana Beatriz Barbosa Silva, em seu livro *Mentes perigosas: o psicopata mora ao lado*. Eles fazem o que for necessário para atingir seus objetivos, justificando ou encobrindo ações a partir de narrativas convincentes.

Essa combinação de consciência e indiferença moral torna os psicopatas leves especialmente difíceis de serem identificados. Suas ações raramente ultrapassam os limites da lei, mas causam danos psicológicos e emocionais profundos. Em um relacionamento, podem minar a autoestima do parceiro de maneira sutil e contínua: elogios genuínos se tornam ferramentas de manipulação, enquanto pequenas críticas, aparentemente inofensivas, corroem a confiança até que a vítima se sinta culpada por falhas que nunca cometeu.

No ambiente de trabalho, são capazes de explorar colegas de maneira fria e calculada. Imagine aquele chefe que, com um sorriso, designa tarefas impossíveis e, depois, critica o desempenho como se fosse uma falha pessoal. Ou aquele colega que rouba uma ideia brilhante e a apresenta como dele, enquanto assegura que tudo foi um "trabalho em equipe". Essas dinâmicas deixam cicatrizes invisíveis, mas duradouras, comprometendo não apenas a confiança das vítimas, mas a capacidade delas de formarem laços saudáveis e confiarem em si mesmas no futuro.

Psicopatas moderados: um passo além da sombra

Enquanto psicopatas leves se limitam a manipulações sutis e oportunismo, os moderados

Coleção Transtornos da Mente

mergulham em ações transgressoras, envolvendo mentiras complexas, traições e um impacto social significativo. Diferentemente dos leves, que operam dentro de uma margem estreita de aceitabilidade social, os moderados não hesitam em atravessar limites éticos para atingir seus objetivos, ainda que evitem a violência física direta.

Considere o caso de Frank Abagnale Jr., imortalizado no filme *Prenda-me se for capaz*. Com um carisma desarmante e uma inteligência afiada, conseguiu se passar por piloto de avião, médico e advogado, tudo sem um diploma sequer. Para muitos, a história de Abagnale parece uma aventura divertida, no entanto, ao olharmos mais de perto, vemos que as consequências de seus golpes foram devastadoras para quem confiou nele. Instituições financeiras perderam fortunas, colegas profissionais foram enganados e pessoas que dependiam de sua suposta autoridade ficaram desamparadas.

Pessoas como Frank Abagnale Jr. não são apenas gananciosas; têm uma desconexão emocional que lhes permite tratar os outros como ferramentas descartáveis. É essa desconexão que os torna especialmente perigosos, pois entendem perfeitamente as consequências de seus atos, mas escolhem ignorá-las.

No ambiente corporativo, psicopatas moderados podem ser o executivo que manipula dados financeiros para inflar resultados e garantir promoções, sem se importar com os empregos perdidos quando o esquema finalmente vier à tona. Em relacionamentos pessoais, podem ser o parceiro que mantém segredos elaborados e usa a confiança para obter vantagens emocionais, financeiras ou sociais. Essas ações criam um impacto em cascata: famílias desestruturadas, reputações destruídas e danos emocionais que podem levar anos para serem reparados.

Coleção Transtornos da Mente

O que torna os psicopatas moderados tão insidiosos é a facilidade com que operam fora do radar. Enquanto os leves são discretos em sua manipulação e os graves chamam atenção pelas ações extremas, os moderados habitam um espaço intermediário, no qual as linhas entre "antiético" e "criminoso" se confundem. Eles nos desafiam a reavaliar o que consideramos "perigoso", mostrando que nem sempre é preciso recorrer à violência para causar destruição significativa.

Assim, enquanto a narrativa popular tende a suavizar esses comportamentos, ou até celebrá-los como "inteligência afiada" ou "habilidade incomum", é essencial nos lembrarmos disto: para eles, é apenas um jogo; para as vítimas, é devastador.

Psicopatas graves: o caos absoluto

Os psicopatas graves são os que mais se aproximam da imagem popular da psicopatia: assassinos em série, ditadores brutais ou criminosos frios e calculistas. Representam o extremo do espectro, em que a ausência completa de empatia se combina com comportamentos violentos e predatórios. Essas pessoas não apenas ignoram as regras sociais, mas as subvertem deliberadamente para alcançar os próprios objetivos, sem qualquer consideração pelas vidas que destroem no processo.

O que define os psicopatas graves é a ausência completa de empatia, combinada a comportamentos violentos e predatórios. Para eles, a vida humana — exceto a própria — é frequentemente tratada como descartável. Não se trata de um desprezo absoluto pela existência, mas de uma visão distorcida em que a sobrevivência e o bem-estar pessoal têm prioridade absoluta. Essa lógica fria e calculista permite que tratem os outros como ferramentas ou obstáculos, indiferentes ao impacto devastador de suas ações. É essa combinação de

Coleção Transtornos da Mente

indiferença moral e violência deliberada que os torna tão temidos e fascinantes.

Na ficção, Anton Chigurh, o antagonista do filme *Onde os fracos não têm vez*, é uma personificação marcante desse perfil. Chigurh opera com frieza e meticulosidade assustadoras, decidindo o destino de suas vítimas de forma arbitrária. A completa ausência de remorso ou emoção dele, mesmo diante da morte, o faz um exemplo icônico de psicopata grave. Sua força está em como incorpora a imprevisibilidade: suas ações não seguem um padrão lógico ou moral, mas uma visão distorcida do mundo.

Na vida real, Ted Bundy e Charles Manson exemplificam psicopatas graves. Bundy, por exemplo, usava seu charme e sua inteligência para atrair vítimas, mascarando sua verdadeira natureza com uma fachada de normalidade; os brutais sequestros e assassinatos em série revelam a desconexão emocional e a ausência de remorso que definem esse grau de psicopatia. Manson, por outro lado, manipulou um grupo inteiro de seguidores, levando-os a cometer crimes violentos em seu nome, demonstrando como psicopatas graves podem usar o carisma para provocar destruição em escala coletiva.

O impacto dos psicopatas graves é profundamente desproporcional em relação ao seu número. Embora representem uma pequena fração da população, suas ações têm efeitos devastadores, deixando um rastro de destruição emocional, física e social que ressoa por décadas, e desafiando sistemas jurídicos e de saúde mental.

A neurociência nos deu pistas importantes a partir de estudos em neuroimagem, mostrando que o cérebro desses indivíduos apresentam déficits significativos no córtex pré-frontal e na amígdala. Esses déficits explicam a incapacidade de

Coleção Transtornos da Mente

estabelecerem conexões emocionais genuínas ou de sentirem remorso, destacando a complexidade de se tratar e lidar com esses indivíduos. Alguns dos principais expoentes dessa área de pesquisa foram Kent Kiehl, Adrian Raine, David Shapiro e James Blair.

A narrativa popular frequentemente transforma psicopatas em vilões cinematográficos, mas o impacto real deles vai muito além das telas. Eles representam um desafio significativo para as vítimas diretas e os sistemas de justiça, saúde e convivência social. Entender psicopatas graves é uma necessidade prática, pois enfrentá-los requer uma abordagem integrada e informada.

A compreensão dos graus de psicopatia nos convida à reflexão sobre a interação entre predisposição genética, ambiente e escolhas individuais. Como afirmou Ana Beatriz Barbosa Silva, a psicopatia não é um destino inevitável. Há graus, nuances e, em muitos casos, a possibilidade de intervenção. Compreender os diferentes níveis ajuda a desmistificar a ideia de que todo psicopata é um assassino em potencial. Enquanto alguns podem ser contidos com limites claros e contextos favoráveis, outros representam desafios significativos para a sociedade e o sistema judiciário.

PSICOPATAS • CAPÍTULO 4

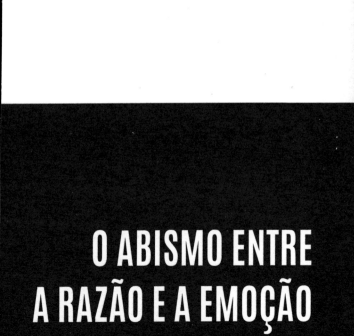

O ABISMO ENTRE A RAZÃO E A EMOÇÃO

magine olhar para o mundo e não sentir nada. Nem empatia, nem culpa, nem remorso. Quando alguém chora, você sente irritação. Quando alguém sofre, você vê uma situação a ser observada — ou manipulada, se necessário. Agora, imagine experienciar tudo isso na infância e só entender o que significa quando adulto. Publicada no *The New York Times*, essa é a história de M. E. Thomas, pseudônimo de uma advogada americana que, após anos se sentindo deslocada, descobriu que era psicopata.

A primeira memória que Thomas compartilha é quase banal, mas reveladora. Ainda criança,

Coleção Transtornos da Mente

assistiu a um comercial sobre a fome na África, com imagens de uma criança desnutrida, imóvel, enquanto uma mosca pousava em seu olho. A cena deixou muita gente devastada, mas ela não sentiu nada — apenas estranhamento.

Anos passavam, e o padrão se repetia. Velórios não a abalavam. Lágrimas alheias não a comoviam. Relacionamentos pessoais eram sempre superficiais. Para Thomas, as pessoas pareciam previsíveis, e suas emoções, um mero detalhe a ser ignorado — ou explorado. Ao ser perguntada por um colega se já havia considerado a possibilidade de ser uma sociopata, ela não soube responder. Mas, no fundo, sabia que alguma coisa estava fora do lugar.

Ela percebeu um padrão na vida pessoal: ciclos de três anos. A cada três anos, amizades eram desfeitas; relacionamentos, cortados; carreira, abandonada. Cansada de mascarar as próprias emoções para tentar sustentar as relações, fez o que sabia melhor: escrever. Criou um blog, *Sociopath world*, no qual compartilhava, anonimamente, suas reflexões sobre o que sentia — ou, no caso, não sentia. Suas palavras eram cruas, diretas e assustadoramente sinceras.

A partir daquele momento, decidiu procurar um psicólogo e, após uma avaliação clínica, o laudo lhe trouxe uma sentença definitiva: Thomas era uma psicopata típica, e compreendeu que precisaria conviver com isso.

Quando assumiu publicamente sua condição, a reação foi brutal. Thomas lecionava direito em uma universidade americana e foi denunciada por um aluno que se sentiu ameaçado. A administração foi direta: ela estava banida do campus. Não importava que não tivesse histórico de violência nem que nunca tivesse cometido crimes. Para eles, a simples existência dela era um problema.

Coleção Transtornos da Mente

A história de Thomas não é apenas sobre diagnósticos ou rótulos. É sobre uma mulher que decidiu olhar para si mesma e encarar o vazio. Que reconheceu os próprios limites e pediu ajuda, mesmo sabendo que, para muitos, a palavra "psicopata" seria o fim da conversa.

Mas será que é possível...? Será que é possível alguém sem empatia ou remorso viver conscientemente de acordo com valores que jamais compreenderá? Abandonar o impulso de se dar bem em detrimento dos outros e moldar a própria vida ao redor do que é eticamente correto? A história de Thomas nos obriga a encarar uma questão desconfortável: até onde o esforço individual é suficiente quando a estrutura que habitamos parece incentivar exatamente o oposto?

Vivemos em uma sociedade que celebra a competição, a conquista individual e a meritocracia, ignorando as desigualdades gritantes em que se baseia. Salas de aula dividem crianças entre "as melhores" e "as piores". Ambientes corporativos premiam os mais ambiciosos — muitas vezes, os que pisam nos outros para crescerem. A glorificação de bilionários contrasta com milhões que vivem na miséria, reforçando a ideia de que vencer é para poucos.

Nesse cenário, comportamentos como os descritos por Thomas — manipulação, frieza e ausência de culpa — são aceitos e premiados. Afinal, quem se importa com os métodos quando os resultados são positivos? Não é essa a lógica que rege tantos sistemas de poder? Uma sociedade assim toleraria e corroboraria traços antissociais, já que são garantias de sucesso.

A história da advogada, no entanto, nos confronta com essas contradições sociais. Ela, que poderia facilmente usar tais traços para se dar bem à custa dos outros, decidiu não o fazer.

Não por sentir compaixão, mas por uma escolha racional, resultado de terapia, autopercepção e esforço constante para se moldar àquilo que não lhe era natural. Sua história simboliza duas coisas: esperança, porque revela que mesmo os psicopatas podem aprender a se adaptar a todos ao redor e crítica, porque evidencia como uma sociedade falha pode fortalecer traços que, em outro contexto, talvez nunca teriam florescido.

Onde buscar ajuda

Longe de conclusões fatalistas, os avanços em pesquisa e tratamento mostram que, mesmo diante de traços psicopáticos, há caminhos reais para a melhora. Programas eficazes, terapias especializadas e o suporte a famílias e indivíduos abrem novas perspectivas, apontando que enfrentar a psicopatia é apostar em um futuro mais consciente e menos estigmatizado.

Entre as abordagens mais eficazes estão as terapias focadas na família, especialmente para crianças e adolescentes. Nelas, os pais aprendem a gerenciar comportamentos disruptivos, definir limites e promover uma convivência mais saudável. Métodos como o Terapia de Interação Pais-Filhos (PCIT) e o Treinamento de gerenciamento de pais (PMT) têm mostrado bons resultados, provando que é possível criar pontes onde antes só havia abismos.

Quando a intervenção familiar não é suficiente, existem tratamentos residenciais voltados para jovens em situações mais complexas. Apesar das dificuldades e dos riscos associados, essas abordagens intensivas, quando realizadas em ambientes de alta qualidade, podem oferecer o suporte necessário para transformar os comportamentos e resgatar futuros.

Para os adultos, terapias focadas no indivíduo, como a Terapia cognitivo-comportamental (TCC),

oferecem caminhos para reconhecer padrões prejudiciais e desenvolver ferramentas emocionais e
sociais. Em alguns casos, medicamentos podem
ajudar a equilibrar impulsos e comportamentos
difíceis de serem controlados.

As possibilidades não se limitam aos consultórios. Há iniciativas voltadas para educadores, com
materiais e programas baseados em evidências
para lidar com crianças disruptivas nas escolas,
reduzindo preconceitos e favorecendo um ambiente
de inclusão e aprendizado.

Essas abordagens não prometem curas mila-
grosas. Tratar a psicopatia é, sim, um desafio, mas
pode ser uma oportunidade de reescrever histórias.
Afinal, o que assusta não é o transtorno em si, mas
a ideia de que nada possa ser feito.

Entre a razão e o instinto, a psicopatia desafia
definições simples e nos obriga a confrontar contradições próprias. A história de Thomas, os avanços

da criminologia e as possibilidades oferecidas pela ciência revelam um caminho delicado, mas necessário: um mundo onde traços psicopáticos não precisam ser uma sentença de destruição. Ao expor dilemas existenciais, sociais e morais, esse olhar convida a sociedade a se afastar do medo e do fatalismo, e a enxergar, no desconhecido, oportunidades para mudança. Afinal, reconhecer o problema é o primeiro passo para encontrar soluções.

PSICOPATAS · CAPÍTULO 5

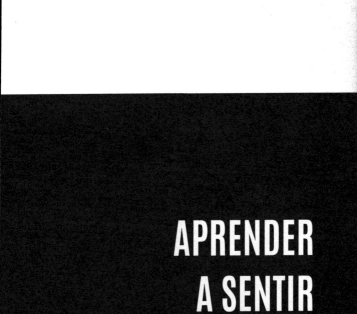

APRENDER
A SENTIR

Na literatura e no cinema não faltam histórias que trazem personagens com transtorno de personalidade antissocial ou mesmo com o diagnóstico mais clássico de psicopatia. Muitos, no entanto, expõem um quadro muito estereotipado, que resvala, por exemplo, em personagens criminosos. Contudo, ter um diagnóstico de psicopatia (ou traços desse tipo de personalidade) não faz de um indivíduo um criminoso.

Exemplos encontrados na mídia

No livro *O silêncio dos inocentes*, de Thomas Harris, que ganhou adaptação para o cinema, o personagem Hannibal Lecter, um psiquiatra brilhante e canibal, é um exemplo clássico de psicopatia. Ele é manipulador e, ao mesmo tempo, usa a inteligência e o charme para controlar as pessoas ao redor. Lecter apresenta as características típicas de um psicopata: falta de empatia, manipulação, encanto superficial, egocentrismo e um profundo prazer no sofrimento alheio, mas tudo é mascarado por sua aparente civilidade e inteligência.

A psicopatia de Lecter está em plena evidência no seu comportamento calculista e ausência de culpa ou remorso pelos crimes que comete. O impacto na rotina de quem convive com um psicopata, como Clarice Starling, a policial que tenta investigar os crimes de Lecter, é perturbador.

Ao longo da trama, a agente se vê envolvida em um jogo psicológico com Hannibal: ele manipula as emoções dela e explora suas vulnerabilidades. Ao mesmo tempo, ele lhe oferece informações cruciais, mas sempre com um alto custo emocional e psicológico. O efeito disso em Clarice é uma combinação de fascínio e medo, e ela fica cada vez mais imersa na mente perturbada de Lecter, ao ponto de não saber se pode confiar nos próprios instintos e emoções.

Esse caso, que podemos considerar extremo, ilustra como pessoas com psicopatia, apesar de parecerem extremamente controladas e racionais por fora, são incapazes de estabelecer relações genuínas e, muitas vezes, criam um ambiente tóxico para aqueles ao redor.

A rotina de quem lida com essas pessoas é marcada por tensão constante, insegurança e sensação de que nada é o que parece.

Outro personagem do cinema que retrata o tema é Nina Sayers, do filme de Darren Aronofsky *Cisne Negro*, interpretada por Natalie Portman

— ela é uma talentosa dançarina de balé clássico. Embora Nina não seja clinicamente diagnosticada como sociopata nem com transtorno de personalidade antissocial, ela apresenta uma série de comportamentos que poderiam enquadrá-la nesse espectro, como manipulação, falta de empatia e uma forte tendência ao isolamento, o que impacta diretamente sua vida e as pessoas com quem convive.

Nina é uma personagem que vive à sombra da mãe superprotetora, Erica (Barbara Hershey), uma ex-bailarina que constantemente a pressiona para que se torne a melhor. Desde o início do filme, percebemos a grande rigidez e o isolamento que Nina enfrenta na vida pessoal. Ela parece ser incapaz de expressar emoções de forma saudável, o que se reflete como um distúrbio no relacionamento com os outros, especialmente com a mãe, que exige de Nina uma dedicação total à dança.

Psicopatas

A personagem principal é obcecada pela busca da perfeição, o que a leva a uma crescente pressão emocional. Ela passa a ser consumida pela ideia de que precisa ser não apenas boa, mas perfeita — uma "cisne branco" impecável no palco. No entanto, quando precisa representar o "cisne negro", uma versão mais sensual e rebelde de sua personagem, ela entra em conflito interno, o que a faz perder o controle de sua vida emocional.

A rotina de Nina, dessa forma, é marcada pela constante tentativa de agradar aos outros (especialmente quando se trata da mãe e do diretor artístico, Thomas Leroy), enquanto ela mesma se vê incapaz de lidar com as próprias emoções. Esse isolamento emocional e luta interna resultam em alucinações, que a fazem exibir comportamentos de autossabotagem e de manipulação dos outros ao redor para tentar encontrar alguma forma de equilíbrio.

Sua relação com a mãe, Erica, é marcada por competição constante e pela tentativa de Nina em agradá-la, o que coloca um peso emocional intenso sobre ela. A mãe, por sua vez, também exerce controle sobre Nina, mantendo-a isolada de influências externas e sempre reforçando que a filha deve seguir o caminho da perfeição.

Além disso, Nina também tem uma relação ambígua com outras bailarinas da história, como Lily (Mila Kunis), que aparece como uma rival e alguém com quem ela começa a competir de maneira doentia. Nina, então, fica obcecada pela ideia de que Lily pode roubar seu lugar e começa a manipular as situações de maneira inconsciente, o que leva a uma crescente tensão emocional entre as duas.

O maior impacto da sociopatia de Nina está em sua incapacidade de se conectar com os outros de maneira genuína. A busca incessante

Psicopatas

pela perfeição a isola de qualquer tipo de apoio emocional real, fazendo com que fique cada vez mais vulnerável à pressão psicológica. Ela se torna uma pessoa controlada pelas expectativas dos outros e incapaz de criar laços saudáveis.

Ao longo do filme, Nina começa a mostrar sinais de que está perdendo o controle sobre a própria mente. As alucinações e os momentos de confusão indicam uma crescente instabilidade emocional, sugerindo que ela não está lidando bem com sua a sociopatia e com a pressão que sente.

No entanto, ela não recebe um tratamento formal no início, refletindo como muitas pessoas com transtornos de personalidade antissocial podem ignorar ou não perceber a necessidade de ajuda até que seus quadros se agravem.

Embora Nina não busque tratamento psicológico de forma explícita durante o filme, o que ela faz (de forma inadequada, porém reveladora) é tentar lidar com as emoções reprimidas por meio da performance no palco.

A dança, e sua obsessão pela interpretação do papel, se torna uma forma de Nina tentar se conectar com os aspectos mais profundos de si mesma, embora isso a leve a um colapso psicológico.

Um ponto interessante do filme é que a personagem Nina tenta, de alguma maneira, incorporar o "cisne negro", uma versão criada por ela mesma para que se liberte das expectativas da perfeição e se conecte com as próprias emoções mais profundas.

Esse processo reflete uma tentativa de integração de sua personalidade fragmentada, algo que pode ser visto como uma busca pela "cura". No entanto, ela acaba entrando numa espiral de destruição pessoal.

Infelizmente, a personagem não tem as ferramentas nem o apoio adequado para lidar com seu transtorno, e isso a impede de ter uma vida emocionalmente saudável. Uma abordagem mais eficaz envolveria, idealmente, terapia psicológica, medicamentos e apoio emocional de pessoas ao redor, o que ajudaria Nina a trabalhar com sua necessidade de controle e a desenvolver uma conexão emocional mais saudável consigo mesma e com os outros.

Uma sociedade doente

Em uma sociedade atravessada por crises, os casos individuais de psicopatia servem como janelas para enxergarmos algo muito maior. Revelam não apenas os mistérios de mentes aparentemente desconectadas, mas refletem uma estrutura social que molda e marginaliza. Afinal, ao se debruçar sobre relatos de pessoas diagnosticadas, a pergunta inevitável que emerge não é apenas "quem está doente?", mas "quem está criando essa doença?".

Vivemos tempos de inquietação global, com a proliferação de manchetes — guerras devastadoras, genocídios, assassinatos em escolas e ataques a líderes políticos — que desafiam a noção de civilidade.

Esse panorama de violência reflete uma ideia importante levantada pelo sociólogo Émile Durkheim: quando os valores e as normas que sustentam a sociedade perdem força, as pessoas ficam desorientadas. Dessa forma, sem um guia claro, muitas buscam alternativas em comportamentos que desafiam as regras ou mergulham no desespero.

Nesse vazio, as relações humanas se enfraquecem e os laços sociais se fragilizam, abrindo espaço para expressões de violência, abandono ou desvios extremos.

Mas, se o colapso das normas evidencia um problema estrutural, isso também nos convida a perguntar: os "desviantes" são realmente as únicas figuras desajustadas? Ou seria suas ações extremas apenas sintomas de uma sociedade que perdeu o equilíbrio?

O filósofo e historiador Michel Foucault, em sua obra *História da loucura*, já havia argumentado que as instituições psiquiátricas e penais não serviam apenas para tratar ou conter os "loucos", mas também para reforçar limites entre o aceitável e o inaceitável. E o que se faz com aqueles que transgridem as normas revela muito sobre quem as criou.

No Brasil, esse cenário é ainda mais perturbador. Os hospitais de custódia, conhecidos como manicômios judiciários, continuam ativos, apesar das resoluções do Conselho Nacional de Justiça que determinam seu fechamento.

Esses espaços, destinados a pessoas consideradas inimputáveis por transtornos mentais, deveriam ser ambientes de cuidado. Na prática, frequentemente se tornam prisões disfarçadas, em que tratamentos são substituídos por contenção química e negligência.

Essas práticas demostram que a exclusão não se trata de um fenômeno social novo. Há séculos, a sociedade marginaliza aqueles que desafiam suas normas, tratando-os como ameaças ou aberrações. Hoje, enquanto indivíduos com traços psicopáticos são estigmatizados como "monstros" e "perigosos", poucos se perguntam o que os moldou.

O panorama atual sugere que a psicopatia não se trata apenas de uma questão individual, mas também de um reflexo de valores culturais e sociais que tendem a estar em crise. O aumento de atos extremos — desde massacres cometidos em ambientes escolares até episódios de violência corporativa e política — aponta para um descontentamento generalizado. Mas descontentamento com o quê?

Talvez a resposta esteja em como se constroem as noções de sucesso, poder e valor humano. Em um mundo que exalta a competição e a acumulação de riquezas, os comportamentos antissociais florescem. Líderes empresariais que exploram trabalhadores, políticos que manipulam informações — esses os comportamentos são tão diferentes assim dos de um psicopata?

A questão não é romantizar nem mesmo absolver a psicopatia, mas reconhecer que ela não existe no vácuo. Em uma sociedade que celebra o individualismo e encara a empatia com o próximo como fraqueza, talvez estejamos todos contribuindo para um ambiente que perpetua traços disfuncionais.

Diante desse cenário, o convite para a reflexão é claro: como a sociedade pode tratar o transtorno sem perpetuar estigmas e exclusões? É possível construir um mundo onde a diferença não seja um rótulo, mas uma oportunidade de compreensão e transformação?

A resposta não é tão simples. Precisa-se de uma mudança profunda, que começa pelo reconhecimento da complexidade do problema. Traços psicopáticos não definem completamente um indivíduo, assim como uma sociedade disfuncional também não está condenada ao caos. Se a psicopatia nos ensina algo, é que a transformação é possível — ainda que lenta, difícil e cheia de contradições.

A psicopatia desafia fronteiras, rompe com estereótipos e costuma revelar, inclusive, as falhas e possibilidades de um mundo em constante transformação. Será que estamos prontos, enquanto sociedade, para ir além dos rótulos e cultivar uma cultura de acolhimento, compreensão e reconstrução?

REFERÊNCIAS

ADSHEAD, G. "I spent 30 years as a therapist to killers — and no-one is born evil". BBC, 1 dez. 2024. Disponível em: https://www.bbc.com/news/articles/cgk1v20lrn2o. Acesso em: 24 jan. 2025.

AMERICAN PSYCHIATRIC ASSOCIATION (APA). *Manual diagnóstico e estatístico de transtornos mentais.* 5. ed. Porto Alegre: Artmed, 2023.

BARTLETT, R. *The natural and the supernatural in the Middle Ages.* Nova York: Cambridge University Press, 2008. Disponível em: https://assets.cambridge. org/97805218/78326/frontmatter/9780521878326_ frontmatter.pdf. Acesso em: 24 jan. 2025.

BLAIR, J. "Neurocognitive Models of Antisocial Personality Disorder". Development and Psychopathology, 2001.

BOCCHINI, B. "População negra encarcerada atinge maior

patamar da série história". *Agência Brasil*, 20 jul. 2023. Disponível em: https://agenciabrasil.ebc.com.br/geral/noticia/2023-07/populacao-negra-encarcerada-atinge-maior-patamar-da-serie-historica#:~:text=De%20acordo%20com%20o%20anu%C3%A1rio,era%20de%2067%2C5%25. Acesso em: 24 jan. 2025.

CARDOSO, R. G. "A resolução do Conselho Nacional de Justiça (CNJ) n° 487/23, os hospitais de custódia e tratamento psiquiátrico (HCTP) na evolução da humanidade nos cuidados aos doentes mentais criminosos e as consequências e responsabilidades de seu fechamento". *Psychiatry Online Brazil*, v. 29, n. 12, 2024. Disponível em: https://www.polbr.med.br/2024/12/01/a-resolucao-do-conselho-nacional-de-justica-cnj-n-487-23-os-hospitais-de-custodia-e-tratamento-psiquiatrico-hctp-na-evolucao-da-humanidade-nos-cuidados-aos-doentes-mentais-criminosos-e-as-c/. Acesso em: 24 jan. 2025.

CLECKLEY, H. "*The mask of sanity*: an attempt to reinterpret the so-called psychopathic personality". Estados Unidos: Mosby, 1941.

EXAGERO CORTES PODCAST. *Diferença entre a psicose e a psicopatia com a psiquiatra Ana Beatriz*. YouTube, 20 fev. 2022. Disponível em: https://www.youtube.com/

watch?v=PsC4kP9qqxM. Acesso em: 24 jan. 2025.

FEIST, J.; FEIST, G. J.; ROBERTS, T.-A. *Teorias da personalidade*. [S. l.]: AMGH, 2015.

FLYNN, G. *Garota exemplar*. Rio de Janeiro: Intrínseca, 2012.

FOUCAULT, M. *História da loucura*. Paris: Gallimard, 1972.

FREUD, S. *Psicologia das massas e análise do eu e outros textos*. Rio de Janeiro: Companhia das Letras, 2011.

GAGNE, P. "He married a sociopath: me". *The New York Times*, 16 out. 2020. Disponível em: https://www.nytimes.com/2020/10/16/style/modern-love-he-married-a-sociopath-me.html. Acesso em: 24 jan. 2025.

HARE, R. D. *Sem consciência*: o mundo perturbador dos psicopatas que vivem entre nós. Porto Alegre: Artmed, 2012.

HARE, R. D. *The Psychopathy Checklist-Revised* (PCL-R). Toronto: Multi-Health Systems, 1991.

KIEHL, K. A. *et al.* "The Neuroscience of Psychopathy: Implications for Public Policy". Psychological Science, 2001.

KIEHL, K. *The psychopath whisperer*: inside the minds of those without a conscience. [S. l.]: Oneworld Publications, 2015.

LINO, D. *et al.* "Psicopatia e crime: são todos os homicidas psicopatas?" *Avaliação Psicológica*, v. 21, n. 2, p. 187-196, 2022. Disponível em: https://pepsic.bvsalud.org/pdf/avp/v21n2/07.pdf. Acesso em: 24 jan. 2025.

ONDE OS FRACOS NÃO TÊM VEZ. Direção: Ethan Coen e Joel Coen. Produção: Ethan Coen, Joel Coen e Scott Rudin. Roteiro: Ethan Coen e Joel Coen. Música: Carter Burwell. Intérpretes: Tommy Lee Jones, Javier Bardem, Josh Brolin. Estados Unidos: Roderick Jaynes, 2007. (122 min.)

ÔNIBUS 174. Direção: José Padilha. Roteiro: José Padilha. Música: Sacha Amback e João Nabuco. Brasil: Zazen Produções, 2002. (150 min.)

ORGANIZAÇÃO MUNDIAL DA SAÚDE (OMS). *Classificação internacional de doenças*: 11ª revisão. Genebra: OMS, 2022.

PINA, R. "Por que ainda tem tanta gente em manicômios judiciários 2 anos após Justiça mandar fechar todos". BBC *News Brasil*, 17 dez. 2024. Disponível em: https://www.bbc.com/portuguese/articles/cpq92219g24o. Acesso em: 24 jan. 2025.

PRENDA-ME SE FOR CAPAZ. Direção: Steven Spielberg. Produção: Steven Spielberg, Michel Shane, Walter F. Parkes, Laurie MacDonald. Roteiro: Jeff Nathanson. Música: John Williams. Intérpretes: Leonardo DiCaprio, Tom Hanks, Christopher Walken, Amy Adams, Martin Sheen, Nathalie Baye. Estados Unidos: Amblin Entertainment, 2002. (141 min.)

SHAPIRO, D. M. P. *et al*. "Neural Correlates of Psychopathy". *The Journal of Neuroscience*, 2009.

SILVA, A. B. B. *Mentes perigosas*: o psicopata mora ao lado. [S. l.]: Fontanar, 2008.

SIMONS SEARCHLIGHT. Disponível em: https://www.simonssearchlight.org/pt-br/processo-de-pesquisa/disturbios-geneticos-que-estudamos/maoa/. Acesso em: 10 mar. 2025.

RAINE, A., *et al*. "Reduced Prefrontal and Increased Subcortical Activity in Antisocial Personality Disorder." Archives of General Psychiatry, 1997.

VASCONCELOS, M. "Pesquisador se descobre psicopata ao analisar o próprio cérebro". BBC *News Brasil*, 23 dez. 2013.

Disponível em: https://www.bbc.com/portuguese/noticias/2013/12/131223_psychopath_inside_mv. Acesso em: 24 jan. 2025.

Primeira edição (julho/2025)
Papel de miolo Luxcream 80g
Tipografia Caslon e Antonio
Gráfica Melting